BIEN MANGER ET PERDRE DU POIDS.

Traiter les causes profondes contribuer à votre problèmes de surpoids.

Écrit par : SHEILA BER - Consultante en Naturopathie.

INTRODUCTION :

*Je suis un technologue microbiologiques et chimiques, qui est
actuellement elle travaille comme consultante en naturopathie.
Je vous écris ce livre pour fournir conseils et aide, pour traiter
problèmes de surpoids, en supprimant les causes profondes,
plutôt que de traiter le symptôme seulement.*

*Il existe de nombreux facteurs internes et externes, qui influencent la
corps et effectuer que vous ressentez, de penser, d'agir, ainsi que la façon
et ce que vous mangez.*

*Une grande partie des avis donnés dans ce livre, est de mon micro-
biologiques et chimiques et l'expérience, ainsi que
propre expérience personnelle.*

*Je dédie le livre à la fois mon fils : Bernard et Philippe.
Le livre est aussi dédié à tous ceux qui cherchent aide et mieux leur vie
en examinant la première, à un <u>niveau fondamental,</u> toutes les
la contribution des facteurs à leurs problèmes de santé, qui
en conséquence de l'amener à être en surpoids.*

INDEX :

<u>Mon meilleur conseil pour vous :</u>

Il existe plusieurs solutions, et aucun solution ne travaille sur ses propres.
Notre chimie du corps est très individuellement complexe, et il faut considérer tous les facteurs internes et externes qui influent sur notre corps. Il n'y a donc pas une balle magique qui est sûre de perdre du poids rapidement.

Des solutions multiples, ensemble permettra d'atteindre un effet synergique, utile et durable lorsque vous essayez de perdre du poids supplémentaire.

<u>2. The Dietary Guidelines for distribution des nutriments énergétiques sont les suivants :</u>

Matières grasses : 30 % des calories totales
Protéine : 25 %
Hydrates de carbone : 45 %

Glucides , courts pour les glucides, sont un prêt et facile fournit de l'énergie car ils se décomposent rapidement. La plupart de glucides digèrera complètement en environ deux heures. Dans cet esprit, vous devriez manger des glucides <u>riches en fibres</u> pour ralentir l'afflux de sucre à la circulation sanguine.

Les protéines doivent être consommés dans des portions de la taille d'un jeu de cartes. Trois ou quatre de ces portions fournira 60-80 grammes (2.1 à 2.8 onces) de la protéine nécessaire chaque jour. Si vous essayez de construire le muscle, c'est une bonne idée d'ajouter quelques grammes de protéines en plus chaque jour afin de promouvoir la croissance musculaire.

Graisses saturées ne sont pas aussi un coeur en santé comme les gras monoinsaturés ou polyinsaturés, mais elles sont importantes et que 10 % de votre consommation de matières grasses peuvent provenir de graisses saturées. Ils sont pour la plupart des graisses animales, y compris les matières grasses des produits laitiers.

Minimiser leur consommation, et si vous consommez plus que recommandé, vous pouvez annuler des graisses saturées, en suivant les étapes décrites ci-dessous, à l'article #7.

1. Quel est le pH ?
le pH est un acronyme pour le « potentiel d'hydrogène », ou à l'acide à alcaline rapport existant dans toute la matière et notre 7,365 mesure de pH de corps est la référence pour la mesure de notre santé.

Notre valeur de gamme normale du pH peut être comparé à notre corps température ; Nous avons chacun une valeur de plage normale de 98,6 degrés.

Lorsque la température de notre corps augmente ou diminue, nous connaissent généralement des symptômes, et plus important encore, nous savons aussi, qu'il y a une raison sous-jacente lorsque notre température n'est pas normal.

échelle de pH acide à alcaline de hauteur: 0 à 14.

Notre pH du corps devrait être 7,365, qui est considéré comme neutre.

7,365 étant neutre, si votre pH est 6.365 - tu es 10 x plus acide que la normale.

7,365 étant neutre, si votre pH est 5.365 - vous êtes 100 x plus acide que la normale.

* Vous pouvez voir comment le facteur pH composés lui-même. C'est pourquoi les gens seront sentent comme si leur état de santé a spirale, et sont donc nécessaires pour prendre des mesures pour normaliser leur équilibre pH. Veuillez vous reporter à la clause #9.

3. Pour atteindre un résultat maximum, en essayant de perdre du poids, vous devez premier plaqué tous les aspects de la santé comme suit :

- Physiquement : Exercice-sans effort excessif, restauration de corps tels que : Yoga, massage, spa, etc.

- Mentalement : Détente, restauration d'esprit y compris Yoga, autres moyens efficaces de faire face au stress, et/ou avec des conditions mentales, si nécessaire.

- *Spirituellement* : *Yoga, méditation, prière, traitements à base de plantes.*

- *Chimiquement* : *Suppléments, vitamines, alcalinisant agents (c'est à dire. Bicarbonate de sodium, aussi appelé bicarbonate de soude) - également utilisé pour neutraliser le pH acide de corps, pour rester en bonne santé).*

- *Contamination microbienne* : *Probiotiques, des enzymes digestives et l'élimination quotidienne importante de toxines microbiennes & chemical.*

- *Electrolytrically* : *Boire tous les jours: 6-8 verres à eau. Aussi complétant tous les jours avec Minéraux à l'équilibre des électrolytes du corps, comme suit : Sodium, Potassium, magnésium et Calcium. Ces minéraux est extrêmement importantes pour : métabolisme efficace et conductivité électrique, un impact sur chaque cellule de votre corps, y compris le système nerveux, les muscles, les glandes et les organes. Le cerveau et le coeur sont particulièrement touchés, en raison de leur activité électrique plus élevée.*

* Conductivité électrique optimale, fournit le corps avec une meilleure circulation, plus l'énergie, un niveau plus élevé d'oxygène, système immunitaire et améliore les fonctions corporelles.

4. Avoir un <u>test sanguin</u> tous les ans, ou plus souvent si nécessaire.
Vérifiez auprès de votre médecin de famille les niveaux importants de corps comme suit :

- **THYROÏDE**
- **HÉMOGLOBINE**
- **FER**
- **CORTISOL**
- **CHOLESTÉROL**
- **HORMONES**
- **ESR (La vitesse de sédimentation)**

Tous les éléments ci-dessus doivent être vérifiés, est parce que le moindre déséquilibre dans l'une, vous empêchera effectivement d'atteindre votre objectif de perdre du poids, que ce soit à un lent ou à un rythme plus rapide.

Si votre niveau de la <u>thyroïde</u> est faible, le traiter !
Vous pouvez également traiter naturellement, en prenant tous les jours, iode de Lugol: 8 gouttes dans certains filtré de l'eau - 2 fois par jour, pendant 2 mois, à jeun et peuvent continuer le traitement pendant une durée indéterminée: 8 gouttes - une fois par jour.

Si vos <u>Hémoglobine</u> et les concentrations <u>en fer</u> sont faibles: 1) prendre quotidiennement 1 à 2 capsules de fer, de une <u>source végétale</u> (une forme bénigne qui ne cause pas de constipation). Portez-le avec vitamine C - 500 mg, pour une absorption optimale. 2) Prenez B12 : 1000-5000 mcg. <u>Méthyl</u><u>cobalamine</u> versionqui aide à assimiler beaucoup mieux .

J'ai f votre niveau de <u>Cortisol</u> est élevé, son indicatif de votre niveau de stress élevé et vous pouvez la traiter naturellement, en prenant des suppléments suivants :

1) Comprimés par jour, de complexe B : 1-2 capsules par jour.

2) L-Théanine (acide aminé) 500 mg. 1-2 fois par jour. Il aide à réduire l'anxiété. On le trouve couramment dans le thé vert.

3) Holy Basil 500 mg. contribue également avec anxiété.

4) Passion flower <u>extract</u> ou <u>capsules</u>: 1-3 x par jour pendant environ 30 jours et stop. Prendre cette herbe uniquement au cours de la période de stress extrême et d'anxiété.

5. <u>Dames</u>: Vérifiez votre taux <u>d'hormones</u> de : oestrogènes, progestérone, DHEA et testostérone.

<u>Messieurs</u>: Vérifiez votre taux <u>d'hormones</u> de : testostérone, oestrogène et la DHEA.

Si votre niveau d'oestrogène est élevé, vous êtes <u>Oestrogène dominante</u>. Vous alors <u>besoin d'équilibrer vos hormones,</u> en obtenant un bio-identiques progestérone crème 3 % - 6 % et en appliquant tous les jours sur votre peau.

Il est appliqué une fois par jour, alternant zones cutanées : abdomen, cou avant, intérieur mi bras, à l'intérieur et à l'arrière des cuisses.

Forme de bio-identiques de progestérone assimile plus efficacement, fournit des résultats rapides et est plus sûr !

Il est issu d'une source naturelle.

Progestérone vous feront vous sentir mieux, plus calme et aideront également à équilibrer votre thyroïde et tous les autres systèmes de votre corps. Même votre sommeil sera meilleur.

Pour plus d'informations, vous pouvez aller à :

<u>http://www.hystersisters.com/vb2/article_97232.htm</u>

et

<u>http://www.LIVESTRONG.com/article/228083-Benefits-of-bioidentical-hormones/</u>

* Dominance d'oestrogène peut présenter un risque élevé de développer un cancer, si non traitée en temps voulu. Certains des nombreux effets secondaires sont, <u>suralimentation</u>, envies de sucre et agressivité plus élevée, chez les femmes et les hommes.

Si votre niveau <u>d'ESR</u> est élevé, il est indicatif du niveau <u>élevée inflammation</u> dans le corps. Traiter elle - si elle est élevée !

Vous pouvez prendre un comprimé de couché bébé aspirine 81 mg. pour réduire l'inflammation efficacement, tous les jours ou tous les deux jours.

Également au cours de la perte de poids, niveau ESR fluctue, il est donc recommandé d'avoir un test sanguin tous les 3-6 mois, pour traiter une anomalie quelconque.

6) un) réduire la consommation de graisses saturées au minimum. Cela étant dit, notre corps a vraiment besoin un certain montant, à fonctionner de façon optimale. Pour les régimes alimentaires trop riches en graisses saturées, voir mes suggestions à la clause #7, à eux s'annulent !

b) exercice 15-30 minutes par jour. Vous fatiguez jamais! C'est malsain et stressant. <u>Stress élèvera votre niveau de Cortisol</u>, qui en fait vous fera prendre du poids, et donc il est contreproductif.

c) *alternent régulièrement, le type d'exercices que vous faites.* **Les muscles que vous vous entraînez finalement obtenir désensibilisés et auront une résistance plus faible.**

* N'oubliez pas : *vous* *brûler des calories* *plus vite, quand vos muscles ont une résistance plus élevée, au cours de l'exercice :*

UNE PLUS GRANDE RÉSISTANCE MUSCULAIRE = NO SUPÉRIEUR DE CALORIES BRÛLÉES,
et
RÉSISTANCE MUSCULAIRE PLUS FAIBLE = BAS NO. DE CALORIES BRÛLÉES.
et

EXERCICE d'intensité plus élevée n'est pas toujours égale à la plus grande résistance musculaire et donc ne sera pas toujours vous brûlez plus de calories.

Travailler plus longtemps et plus intensément, avec des muscles qui n'ont plus grande résistance, encore une fois vous aura brûler moins de calories que quand vous avez gravé auparavant, lorsque vos muscles ont une résistance plus élevée.

Pour cette raison, il est recommandé que vous alternez toute série d'exercices que vous faites, tous les jours. Également modifier la durée et le niveau d'intensité, afin que votre corps ne pas obtenir complètement désensibilisé à un ensemble particulier d'exercices.

7. à annuler des graisses saturées (y compris

GLUCIDES, SUCRES:

Tous les jours prendre ce qui suit :

a) 1-2 cuillères d'huile de coco vierge EXTRA (vous pouvez l'acheter au magasin sain santé Planet), et vous pouvez aussi prendre 1 cuillère à soupe d'huile d'OLIVE VIERGE EXTRA (haute qualité, tels que « Huile d'olive extra-vierge »).

Oui ! Ces huiles équilibrera votre taux de HDL/LDL, en raison de la composition chimique particulière qu'ils ont tous deux acquièrent.

* HDL définition : densité élevée en lipides (bon cholestérol)

* LDL ": Faible densité lipides (saturés – le mauvais cholestérol).

b) 2-3 capsules de 1000 mg. Lécithine. Il s'agit aussi en granules, afin de prendre 2 x par jour, 2 cuillères à soupe par jour, en soupes, thé ou jus de fruits. La lécithine est un émulsifiant !

Il aide donc à émulsionner les graisses. Il est également bénéfique pour le cerveau, le coeur et le foie. Ça aide à mémoire. Il est également grand induire le sommeil.

c) 1 cuillère huile de lin.

d) 2-4 cuillères huile de foie de morue (également riches en oméga).

e) 2 cuillères de vinaigre de cidre de pomme dans 1 tasse d'eau chaude, surtout après un repas lourd ou gras.

f) prendre des probiotiques ! Ils aident à la digestion, réduire l'inflammation, améliorer le métabolisme. 1-2 capsules une ou deux fois par jour, 1/2 heure avant les repas, avec un verre d'eau tiède. Probiotiques a également aident à traiter les infections à levures.

g) ENZYMES prendre 2-3 fois par jour, pendant les repas, pour la digestion complète, métabolisme optimal, traitement infection à levures et les allergies. Enzymes digèrent les matières putrides dans votre système digestif et également digérer les microbes, les levures et même les cellules cancéreuses.

Comment savez-vous si vous êtes Enzymes manquant ?

Brûlures d'estomac, gaz, constipation, ballonnements, allergies, les ulcères, manque d'énergie et de réduction de fonctionnement du système immunitaire, peut se produire lorsqu'il n'y a pas assez d'enzymes.

8. **S'il vous plaît NOTE : <u>boissons et aliments levure peuvent être addictives!</u> * Lorsque vous mangez ou buvez des <u>aliments levure, boissons,</u> tels que : **PIZZA**, pâtisserie, vin, bière,

à <u>consommer avec modérationet prendre immédiatement Probiotiques</u> , de se débarrasser de la levure excessive dans votre corps. <u>Probiotiques digèrent levure, par conséquent ils aident à réduire vos envies pour les aliments qui contiennent des levures!</u>

9. <u>Bicarbonate de soude</u> (Arm & Hammer) – le <u>à neutraliser votre pH acide du corps</u>, pour maintenir la bonne santé, niveau d'énergie supérieur et l'oxygénation efficace - prendre 1/2 c. à thé bicarbonate de soude dans 1 verre d'eau, le long avec **POTASSIUM** - une seule gélule <u>99 mg.</u> (pour équilibrer les électrolytes dans votre corps, en maintenant le rapport Sodium/Potassium équilibré).

<u>Note</u> : Vous devez prendre la boisson avec le Potassium, par ordre <u>également de maintenir une tension artérielle normale</u> .

Bicarbonate de soude ($2NaHCO_3$) : Facilite la digestion, fournit de l'énergie, ralentit/réduit l'activité microbienne, alkalizes votre corps à cause de 3 atomes d'oxygène dans la soude, donc mieux dans la neutralisation de votre pH acides du corps

Comment savez-vous si vous êtes Enzymes manquant ?

Brûlures d'estomac, gaz, constipation, ballonnements, allergies, les ulcères, manque d'énergie et de réduction de fonctionnement du système immunitaire, peut se produire lorsqu'il n'y a pas assez d'enzymes.

Un régime alimentaire acide est composé d'un pourcentage élevé de sucres, les glucides, les protéines et les lipides. C'est probablement faible ou absente dans les fruits et les légumes.

Un pH acide corps est due à un régime alimentaire acide et particulièrement aussi, due à un haut niveau de stress.

* PH acide corps va vous rendre fatigué, lent, faible ou privés d'oxygène, ce qui entraîne une activité microbienne plus élevée, augmenter le niveau de l'inflammation et à un plus grand risque de développer un cancer. C'est parce que CANCER se développe et pousse uniquement dans un environnement acide!

* Gardez votre corps pH toujours légèrement alcalin à: 7.0-7.5!!!

Suivez les instructions pour alcaliniser, comme dans l'article #9 ci-dessus.

10. Corps quotidien élimination de toxines microbiennes et chimiques : Élimination quotidienne des toxines est essentielle pour une bonne santé.

Si vous rencontrez occasionnellement une élimination du problème, vous pouvez essayer un, ou plusieurs des suggestions suivantes :

un) manger une bonne quantité de légumes, les grains entiers et les haricots pour obtenir une variété de fibres, , vitamines et minéraux.

b) boire beaucoup d'eau filtrée: 6 à 8 verres d'eau par jour.

c) prendre probiotiques, 1-2 capsules à jeun, 1 tasse de chaud de l'eau, 20 minutes avant le petit déjeuner et aussi avant lit.

d) manger plusieurs pruneaux, pour aider avec des selles adoucissement et la motilité de l'intestin plus vite.

e) Add de la lécithine granules: 1 cuillère, dans votre café, thé ou des aliments. Il travaille en particulier, lorsque vous l'ajoutez à un liquide chauds. Alternativement, vous pouvez prendre 1 capsule 2 fois par jour avec de l'eau.

f) ajouter 1-2 cuillères à soupe de au sol de graines de lin en 1/2 tasse d'eau bouillante, remuer, laisser pendant une minute, ajouter 1/2 tasse d'eau tiède et boire, préférablement sur jeun.

Il aide à un mouvement plus fluide. Elle est riche en huile d'Omega.

g) boisson spéciale Tisane laxatif (excellente marque est : Triple feuille). Il vous donnera un soulagement efficace doux, surtout si vous buvez chaud, sur un estomac vide, 1/2 heure avant un repas.

Remarque : * Si aucune de ces catégories a été d'aucune aide, vous pouvez avoir des parasites, qui causent opiniâtre constipation et il serait donc préférable que vous consultiez un médecin naturopathe, qui peut vous donner un simple test, afin de déterminer si vous les avez.

Si vous le faites, vous aurez un simple traitement à base de plantes, à prendre pendant environ 20 jours. Le traitement est sécuritaire, facile, simple et efficace.

* Je peux recommander quelqu'un une excellente naturopathe: Dr Diana Enzo, à: 905-477-0200, adresse : 3160 Steeles Ave E. (juste W. de Victoria Park Ave.), à Toronto, Ontario, Canada. Il possède plusieurs années d'expérience derrière lui et il est très dépendant.

Si vous avez des parasites, et vous ne cherchez pas un traitement pour les éliminer, vous pouvez rencontrer un problème persistant de la constipation, ainsi que de nombreux autres problèmes de santé indésirables.

Pour savoir si vous avez des parasites, posez-vous les questions suivantes:

J'AI VIVENT-ILS CE QUI SUIT :

Constipation : Vers, en raison de leur forme et leur taille, peuvent gêner physiquement certains organes. Infections parasitaires lourd peuvent bloquer le canal cholédoque et le tractus intestinal, rendant l'élimination peu fréquentes et difficiles.

Diarrhée : Certains parasites, principalement des protozoaires, produisent une prostaglandine (hormone comme substance) dans divers tissus humains) qui crée une perte de sodium et de chlore qui mène à des selles aqueuses fréquentes.

Le processus de diarrhée dans l'infection de parasite est donc une fonction du parasite, ne tentez pas de l'organisme de se débarrasser d'un organisme infectieux.

Gaz et ballonnements : Certains parasites vivent dans l'intestin grêle supérieur où l'inflammation qu'elles produisent provoque des gaz et ballonnements. La situation peut être amplifiée lorsqu'ils sont dur à digérer les aliments comme les haricots et fruits et légumes crus sont consommés. La distension abdominale persistante est un signe fréquent des envahisseurs cachés.

Ces symptômes gastro-intestinaux peuvent persister par intermittence pendant plusieurs mois ou années, si les parasites ne sont pas éliminés de l'organisme.

Syndrome du côlon irritable : **Parasites peuvent irriter enflammer, le charbon, la paroi intestinale, menant à une variété de symptômes gastro-intestinaux et la malabsorption des nutriments vitaux, particulièrement gras. Cette malabsorption entraîne des selles volumineuses et stéatorrhée (excès de graisse dans les selles)**

Articulation et les douleurs musculaires et les douleurs : **Parasites sont connus pour migrer vers s'enkystent (devenu enfermé dans un sac) dans les fluides mixte, et les vers peuvent s'enkystent dans les muscles. Une fois que cela arrive, la douleur devient évidente et est souvent supposée être causées par l'arthrite articulation et douleurs musculaires et inflammation sont également le résultat de lésions tissulaires dues à certains parasites du système immunitaire en cours puis-présence du corps.**

Anémie : **Certaines variétés de vers intestinaux se fixent à la muqueuse de l'intestin et puis lessivage des nutriments provenant de l'hôte humain.**

S'ils sont présents en assez grand nombre, ils peuvent créer une perte de sang assez pour causer un type de carence en fer ou anémie pernicieuse.

Allergie : *Parasites peuvent irriter et parfois perforer la paroi intestinale, augmenter la perméabilité de l'intestin à grosses molécules non digérées. Cela peut activer la réponse immunitaire de l'organisme pour produire des niveaux accrus d'éosinophiles, un seul type de cellules de l'organisme combat.*

Les éosinophiles peuvent enflammer des tissus corporels, ce qui entraîne une réaction allergique. Comme les allergies, les parasites aussi déclenchent une augmentation de la production d'immunoglobuline E (IgE).

Affections de la peau : *Les vers intestinaux peuvent provoquer urticaire, éruptions cutanées, l'eczéma suintantes et des autres réactions cutanées de type allergique. Ulcères cutanés, les gonflements et plaies, lésions populaires et dermatite irritante peuvent résulter d'une invasion protozoaire.*

Granulome : *Granulomes sont des masses de tumeur-comme qui encase détruits oeufs grandes ou parasitaires. Ils se développent plus souvent dans le côlon ou rectales murs mais se retrouve dans les poumons, foie, péritoine et utérus.*

Nervosité : *Parasites déchets métaboliques et les substances toxiques peuvent servir d'irritants pour le système nerveux central.*

Agitation et l'anxiété sont souvent le résultat de l'infestation de parasite systémique. (Après un nettoyage à base de plantes, beaucoup de gens jure que leurs camarades avec persistance grognons ou les parents sont devenus beaucoup plus agréable et patiente. "Le ténia du plus célèbre de ces dernières années appartenait à la chanteuse d'opéra Maria Callas fin.

Elle avait une importance et un problème de peau. Quand le ténia a été détecté et supprimé, ha"tombant, sa peau améliorée et son tempérament adouci, » dit Dr. Louise Gittleman, qui traitait Mme Callas.

Troubles du sommeil : Multiples d'éveil pendant la nuit, surtout entre 2 et 03, sont éventuellement causés par des tentatives de l'organisme à éliminer les déchets toxiques par le foie. Selon la médecine chinoise, ces heures sont régies par le foie. Troubles du sommeil sont également causées par des sorties nocturnes de certains parasites par le biais de l'anus, créant l'inconfort intense et démangeaisons.

Grincement de dents : Bruxisme - grincement anormal, serrements et grincements de dents - a été observé en cas d'infection parasitaire. Ces symptômes sont plus perceptibles chez les enfants. Le bruxisme peut être une réponse nerveuse à l'irritant étranger interne.

La fatigue chronique : Les symptômes de fatigue chronique comprennent fatigue, plaintes ressemblant à la grippe, apathie, dépression, troubles de la concentration et la mémoire défectueuse.

Parasites causent ces symptômes physiques, mentales et émotionnelles à l'aide de malnutrition résultant de la malabsorption des protéines, glucides, lipides et en particulier les vitamines A et B12.

Dysfonctionnement immunitaire : Parasites déprimer le système immunitaire fonctionne en diminuant la sécrétion d'immunoglobulines A (I et A).

Leur présence en continu stimule la réponse du système et au fil du temps peut épuiser ce système de défense vitale, abandonnant le corps ouvert pour les infections bactériennes et virales.

Les conditions suivantes peuvent également être des signes révélateurs d'une invasion : prise de poids, faim excessive, perte de poids, mauvais goût dans la bouche et mauvaise haleine, asthme, diabète, épilepsie, acné, migraineset la plus meurtrière : maladies cardiaques et le cancer.

* En examinant toutes les informations ci-dessus étroitement et en suivant les instructions, vous traitera les causes de vos problèmes de poids et pas seulement les symptômes.

En outre, vous profiterez bien meilleure santé.

Je vous souhaite bonne chance et bonne santé!

SHEILA BER, 2012.

BIOGRAPHIE   *DE 2012.*

Professionnellement :

Je suis un **Technologue microbiologiques et chimiques**, travaille actuellement comme **consultant en naturopathie**.

J'ai travaillé en microbiologie et en chimie, depuis environ 12 ans, dans les industries pharmaceutiques, cosmétiques et produits de toilette.

J'ai commencé comme un microbiologiques et chimiques analyste. J'ai joué : analyses chimiques et microbiologiques des matières premières, produits finis, variété de matériaux d'emballage et leur compatibilité avec les différente gamme de produits finis.

Analyse chimique des essais ont été réalisés avec des instruments à jour technologiquement avancés, tels que des spectrophotomètres et autres appareils.

Tests microbiologiques dont l'incubation des échantillons et des études microscopiques d'une variété de bactéries, levures et champignons.

J'ai été impliqué aussi dans la recherche & développement et dans des formulations de grande variété de produits.

J'ai avancé plusieurs années plus tard, à un poste plus élevé avec le titre de gestionnaire de contrôle de la qualité.

Mon travail a inclus :

1) Contrôle de la qualité des matières premières, produits finis et emballage.

2) J'ai été chargé de gérer et de soutenir le personnel de laboratoire.

3) En outre, j'ai mené des inspections sur les installations de plancher de production, l'équipement, y compris le système de ventilation et d'autres systèmes. Rapports mensuels sur les résultats, mes recommandations et mise en œuvre des mesures correctives nécessaires.

4) Communication avec Santé Canada, en particulier à obtenir les approbations réglementaires pour nouveaux brevets de nouveaux produits. Fourniture de documentation et renseignements de la FS de la matière première impliquée, dans toutes les formulations.
J'ai énormément apprécié toutes les fonctions ci-dessus.
Il est très techniquement travail impliqué, très intéressant et stimulant.

Personnellement :
Généralement, je suis assez peu conventionnel, mais comme de plus en plus vieux, je deviens un peu plus classique. J'aime les choses droites, simple et sans complication.

J'aime aider les gens. J'essaie de voir les choses, des situations, sous des angles différents.
J'ai s'abstenir de juger les autres, mais a besoin de connaître tous les faits et les raisons de leur comportement particulier, pensées et actions, avant de former une opinion.

La vie a ses hauts et ses bas, mais j'essaie toujours de rester à flot. Essayer est le mot clé !
Souvent, j'ai vérifier mes attentes et peut baisser occasionnellement, pour garder les choses en perspective.

À l'âge de 20 ans, j'ai effectué 2 ans de service dans l'armée, qui occupe le poste de sergent. C'était sans aucun doute, une expérience de vie importante !

J'ai deux grandi fils. Je les aime très très cher.
J'aime être une mère bienveillante, n'est pas parfaite et avec toujours place pour l'améliorer.

ÉDUCATION :
J'ai diplômé avec les **honneurs en Science,** et avec **Distinction en physique.**

Seneca College
Technologie microbiologique et chimique.

École technique
Élaboration de l'architecture et mécanique.

École de comptabilité
Comptabilité générale.

OCCUPATION :
Je travaille actuellement comme consultante en naturopathie.

EXPÉRIENCE PROFESSIONNELLE :
SOCIÉTÉ de négoce - Toronto des drogues
Microbiologiques et chimiques technologue.

FABERGE - Toronto
Contrôle de la qualité - responsable de laboratoire.

REVLON - Toronto
Contrôle de la qualité - responsable de laboratoire.

Accenture Business Services publics -Toronto
Comptabilité/Administration.

Vit à :
1) Toronto, Canada 2) Argentine.

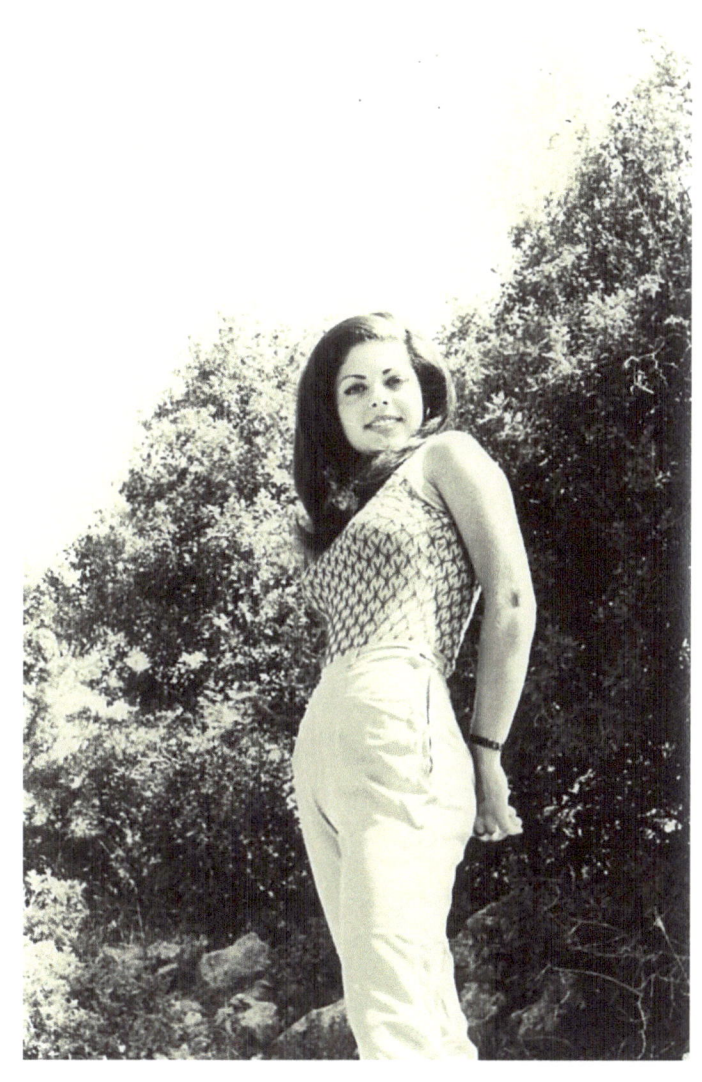

SHEILA BER, 2012.
(SHULLA)

Clause de non-responsabilité.

ALKALIZE et survivre !

Livre « Alcaliniser et survivre » et l'autre livre: La connexion de pH, sont également écrit par Sheila Ber, At:

> *www.Amazon.com*
> *www.Createspace.com*
> *www.Cobobooks.com*
> *www.Indigo.Chapters.ca*